EIN SCHIRM IM REGEN

1000 GRÜNDE ZUR
DANKBARKEIT IM ALLTAG

Gerhard Becker

EIN SCHIRM IM REGEN

1000 GRÜNDE ZUR DANKBARKEIT IM ALLTAG

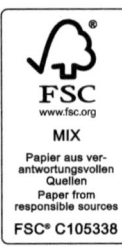

Bibliografische Information der Deutschen Nationalbibliothek
Die Deutsche Nationalbibliothek verzeichnet diese Publikation
in der Deutschen Nationalbibliografie; detaillierte bibliografische
Daten sind im Internet über http://dnb.d-nb.de abrufbar.

© 2018 Gerhard Becker
Umschlagdesign, Satz, Herstellung und Verlag:
BoD - Books on Demand
ISBN 978-3-7460-8375-9

Inhalt

Vorwort

Was das Buch nicht will und nicht kann

Es gibt nicht nur sonnige Zeiten in unserem Leben. Es gibt immer wieder zum Teil auch längere Phasen mit Regenwetter und starken Stürmen, nicht wenige haben mit Depressionen zu kämpfen. Manchmal erschließt sich der Sinn erst später und oft bleiben Fragen offen.

Dieses Buch kann und will nicht leugnen, dass es Schweres auf der Welt und in unserem Land gibt, ja, manchmal sogar in unserem Leben – Krankheiten, Katastrophen und Tod. Es kann das Schlimme auch nicht erklären.

In dem Zeitraum, in dem ich das Buch geschrieben habe, sind mehrere liebe Menschen in meinem Umfeld zum Teil schwer erkrankt, ein guter Freund ist sogar verstorben. Er schrieb auch einen Beitrag für das Buch. Weitere Personen in meiner nächsten Umgebung sind durch Unfälle ums Leben gekommen.

Meine Mutter hat drei komplizierte Operationen hinter sich. Ich könnte beliebig lange fortfahren.

Im Leben läuft nicht alles glatt, doch haben wir in schwierigen Lebenssituationen immer wieder verschiedene Hilfen, beispielsweise durch liebe Menschen, die uns begleiten und mit uns unterwegs sind. Manchmal gibt es auch anderweitig Erleichterungen, glückliche Konstellationen und Fügungen, durch die wir nicht »im Regen« stehen gelassen werden, und es gibt Ärzte.

Es gibt einen Schirm. Nach diesem gilt es Ausschau zu halten und in der jeweiligen Situation Zuflucht darunter zu nehmen.

Wenn auf dieser Welt so viel Not und Elend ist und täglich passiert, sollen wir daher das Gute, das uns widerfährt, ausblenden? Ich denke nicht. Ich meine, es ist sogar umso wichtiger, dem Guten seinen ihm gebührenden Stellenwert einzuräumen, damit wir nicht einseitig werden. Dafür habe ich die folgenden Anregungen zusammengestellt. Sie sind sicher nicht für jeden immer und zu jeder Zeit anwendbar, doch für viele werden sie eine Hilfe sein. Das Buch ersetzt im Übrigen auch keine notwendige Arznei oder Therapie.

Und noch ein Hinweis: Aus Gründen der besseren Lesbarkeit wird im Text in der Regel nur die männliche Form verwendet. Gemeint sind aber stets sowohl die weiblichen als auch die männlichen Leser.

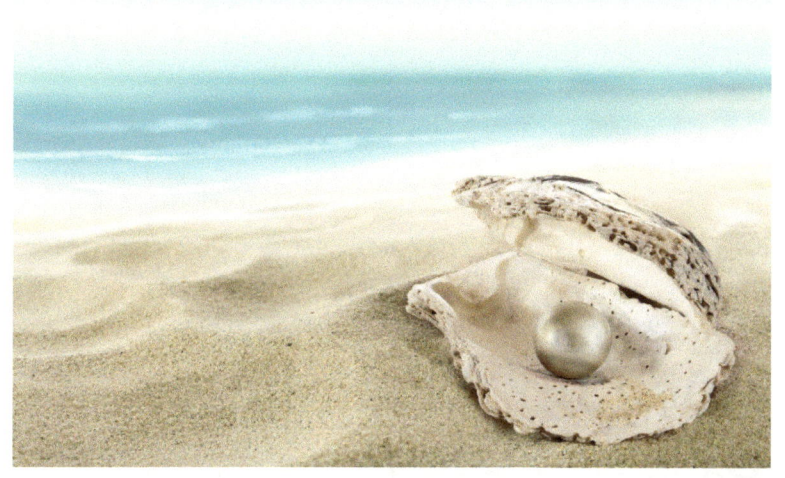

Der Urlaub

Urlaub, ach wie ist das schön,
viel Interessantes können wir dort sehn.
Leider ist er immer schnell vorbei,
uns hat wieder rasch das Alltagseinerlei.
Die Perlen der Karibik müssen warten,
bis wir nächstes Jahr erneut dorthin starten.

Bis dahin gilt es, die
»Perlen« in unserem Alltag
nicht zu übersehen.

Auch im Alltag liegen
Perlen für jeden von uns
bereit.

Nehmen wir uns zum
Suchen doch die Zeit.

Es gibt Perlen im Urlaub und im Alltag

Gut, ein Karibikurlaub war für mich bislang noch nicht drin. Aber auch die Urlaube in Europa waren immer wieder schön.

Ich erinnere mich an einen Urlaub in Oberstdorf in Deutschland. Es verlief dort zwar nicht alles nach meinen Vorstellungen, aber am Ende kam ich dennoch zu dem Schluss: Es waren zwei schöne Wochen. Ich nahm mir einen Stift und ein Blatt Papier zur Hand und listete auf, was alles positiv war. Und siehe da, in kürzester Zeit kamen über 50 Dinge zusammen. Ich war erstaunt!

*

Im reizvoll gelegenen Arosa in der Schweiz waren meine Frau Doris und ich Teilnehmer einer Freizeitgruppe.

Um auf die schönen Dinge dort aufmerksam zu machen, bot ich eine Wette an. Ich stellte ein selbst erschaffenes Gedicht in Aussicht, wenn es die Teilnehmer der Gruppe innerhalb von drei Tagen hinbekommen sollten, mindestens 200 Dinge aufzuschreiben, über die sie sich gefreut haben, bzw. für die sie dankbar sein können. Fast 100 Leute machten sich begeistert an die Arbeit und sorgten dafür, dass ich die Wette verlor. Das fällige Gedicht trug ich mit Freuden vor.

*

Ja, Perlen im Urlaub zu finden, ist meistens leicht. Oft gibt es Perlen in Form von herrlicher Natur, von Köstlichkeiten am Büffet und netten Gesprächen am Tisch.

*

Was allgemein schwerer fällt, ist, die Perlen im Alltag zu suchen und zu finden, also wenn der Urlaub vorbei ist. Aber es lohnt sich. Mit etwas Übung und geschärften Sinnen ist auch das zu schaffen. Und es ist eine schöne Aufgabe, die am Tag nicht viel Zeit in Anspruch nimmt.

Da die Arosa-Gruppe sehr angetan war von der Auflistung ihrer erfreulichen Urlaubserlebnisse, regte ich an, dasselbe ebenfalls mal im Alltag zu versuchen.

Ich erzählte von privaten Aufzeichnungen positiver Momente, die ich zwischen 1993 und 1996 gemacht habe. Ich hatte mir zum Ziel gesetzt, 1000 Tage lang jeden Tag mindestens einen neuen Grund zur Dankbarkeit zu suchen, den ich mir bis dahin noch nicht notiert hatte. Als Hilfestellung kam mir eine Datenbank im Computer zugute. Diese Fundstücke waren für mich die »Perlen des Alltags«.

Gut, meine religiöse Prägung beflügelte das Projekt. Ich stieß einmal in einem Psalm auf einen Vers mit dem Rat, das Gute, das Gott mir getan hat, nicht zu vergessen. Aber da ich manchmal doch vergesslich bin, dachte ich, ich schreibe mir einfach die guten Dinge auf, dann kann ich sie nachlesen.

Ein zusätzlicher Auslöser war ein Text des Liedermachers und Sängers Manfred Siebald, der auf der folgenden Seite abgedruckt ist.

Ref.: Es gibt soviel, wofür ich danken kann.
Mit Händen läßt sich manches greifen,
doch and're Wunder streifen mich
nur heimlich, dann und wann.

1. Für jeden Unfall, vor dem du mich bewahrt hast,
für alles Leiden, das du mir noch erspart hast;
für die Gefahren, die ich niemals erkannte,
weil du sie von mir nahmst, bevor ich sie noch
ahnte.
Ref.: Es gibt soviel ...

2. Für jeden Zweifel, der nicht in Verzweiflung
führte,
und auch für jeden, den ich gar nicht verspürte;
für jede Lüge, die ich nicht erst glaubte,
weil deine Wahrheit mir den klaren Blick erlaubte.
Ref.: Es gibt soviel ...

3. Heut dank ich dir für die unsichtbaren Freuden;
lehr mich, dir auch noch zu danken für die Leiden,
durch die ich lerne, nach deiner Hand zu fassen
und die mich weiter zu dir hin wachsen lassen.

Ref.: Es gibt soviel, wofür ich danken kann.
Mit Händen läßt sich manches greifen,
doch and're Wunder streifen mich
nur heimlich, dann und wann.«

*Text & Melodie: Manfred Siebald, © 1978 SCM Hänssler,
71087 Holzgerlingen*

Aber auch der, der mit Kirche und Gebet wenig anfangen kann, erlebt schöne Dinge. Es lohnt sich auch für ihn, diese wahrzunehmen und nicht zu vergessen.

Meinen Selbstversuch des gezielten Aufschreibens wollte ich auch bei meinen Freunden in der Freizeitgruppe fördern. Und tatsächlich: Die Reaktion war zustimmend: »**Das sollte man auch mal machen.**«

Ich versprach daraufhin Folgendes: »Die ersten fünf Leute, die mir mitteilen, dass sie zu Hause 400 Dinge aufgeschrieben haben, bekommen von mir einen Preis zugesandt.«

Eine Frage an die Leser: Was meinen Sie, wie lange ich auf die erste Rückmeldung warten musste? Drei Wochen oder drei Monate?

Ich gebe Ihnen gleich hier die Lösung: Auf die erste Rückmeldung warte ich heute noch. Und der Urlaub in der Schweiz liegt nun bereits mehr als zehn Jahre zurück.

Das Feuerwerk

Mit guten Ideen ist es oftmals wie bei einem Brillantfeuerwerk, das zum Abschluss eines Sommerfestes gezündet wird. Viele Leute schauen zu und sind begeistert: »Oh, schau an, das war aber eine schöne Rakete!« Wenn das Feuerwerk nach ein paar Minuten vorbei ist, geht man wieder heim.

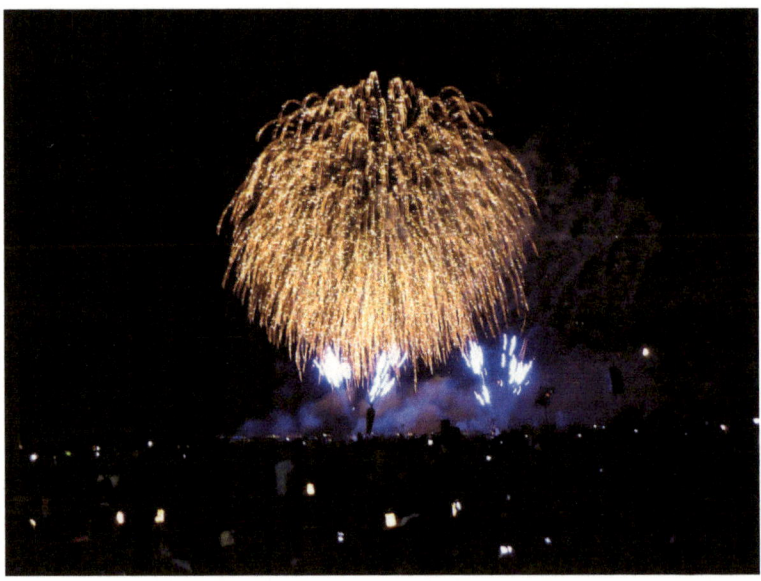

Die Rakete erlischt, am nächsten Tag geht alles wieder seinen gewohnten Gang.

Perlen des Alltags suchen lohnt sich

Ja, sich bewusst des Guten zu erfreuen und dieses in welcher Form auch immer festzuhalten, ist von unschätzbarem Wert. So können selbst Alltäglichkeiten zu Perlen werden. Diese Perlen, die für uns Menschen bereitliegen, sind nicht immer gleich sichtbar, sie liegen nicht offen am Strand wie vielleicht in der Karibik. Aber ich möchte Mut machen, nach den vielleicht nur wenige Zentimeter unter dem Erdboden versteckten Schätzen im Alltag zu suchen, diese zu heben und sie zu bewahren.

Es sind oft die kleinen Dinge, die wir übersehen, weil wir nach Größerem Ausschau halten.

Nicht nur im Urlaub gab es Köstliches vom Büffet, auch zu Hause stand immer wieder eines meiner Lieblingsessen auf dem Tisch. Manche Unternehmungen mit der Familie und mit Freunden waren Höhepunkte oder gestalteten den Alltag zumindest bunt. Da war das leckere Grillen mit der Familie auf dem Balkon oder auch der Waldspaziergang an einem warmen Oktobernachmittag, die bunten Blätter waren eine Augenweide.

Es gab aber auch in jenen Tagen natürlich nicht nur Sonnenschein, sondern auch Zeiten, in denen der Regen fiel.

Ich hatte ein Zimmer im oberen Stock eines Mehrfamilienhauses gemietet. Eines Abends schlief ich während des Lüftens ein. Es war gegen 23.30 Uhr, als ein Güterzug auf der nahegelegenen Bahnstrecke vorbeifuhr und mich weckte. Ich war froh darüber. So konnte ich das vollkommen geöffnete Dachfenster rechtzeitig schließen, bevor in der Nacht der vorhergesagte starke Regen kam. Bei offenem Fenster hätte ich anschließend wahrscheinlich schwimmen können ...

Aber auch Regen im übertragenen Sinn gab es: Der Arzt stellte bei mir Herzrhythmusstörungen fest, die sich jedoch als harmlos entpuppten. Dafür war ich dankbar.

Eine gute Bekannte unserer Familie hatte dagegen im Krankenhaus einen Herzinfarkt. Dass es dort geschah, war gut. Hätte sie den Infarkt in ihrer Wohnung bekommen, wäre es kritisch geworden, sie war alleinstehend.

So sammelte ich also Tag für Tag Momente, für die ich dankbar sein konnte. Nach 1000 Tagen hatte ich mein Ziel erreicht und stellte anlässlich einer kleinen Feier das Aufgeschriebene im Gemeindehaus aus. Die Blätter waren an einem Wäscheseil aufgehängt, sodass jeder, der wollte, sie lesen konnte. Als Erinnerung daran wurde eine VHS-Kassette erstellt. In meiner Heimatstadt Sindelfingen sang ich im gemischten Chor mit. An einem Winterabend war die Heizung ausgefallen. Allen war kalt. Bei dieser Gelegenheit überlegte ich mir: Gerhard, jeden Mittwoch sitzt du in der Chorprobe, es ist angenehm warm, das registrierst du gar nicht. Ist es mal kalt, so wie heute, nimmst du es aber wahr. Und das kannst du dir auch über lange Zeit merken. Es erwuchs daraus der Wunsch, dass ich den positiven Dingen in meinem Leben den gebührenden Platz einräume. So wurde das negative Ereignis, der kalte Raum, zu einer »Perle des Alltags« für mich, da ich mich in der folgenden Übungsstunde über den warmen Raum freute. Schlechtes und Gutes, Unangenehmes und Angenehmes möchte ich versuchen gleichermaßen wahrzunehmen.

Im Internet habe ich eine interessante Geschichte gefunden, der Autor ist mir allerdings unbekannt:

> *Eines Tages kam ein Professor in die Klasse und schlug einen Überraschungstest vor. Er verteilte sogleich das Aufgabenblatt, das wie üblich mit dem Text nach unten zeigte. Dann forderte er seine Studenten auf, die Seite umzudrehen und zu beginnen. Zur Überraschung aller gab es keine Fragen – nur einen schwarzen Punkt in der Mitte der Seite. Nun erklärte der Professor Folgendes: »Ich möchte Sie bitten, das aufzuschreiben, was Sie dort sehen.«*
> *Die Schüler waren verwirrt, aber begannen mit ihrer Arbeit.*
> *Am Ende der Stunde sammelte der Professor alle Antworten ein und begann sie laut vorzulesen. Alle Schüler ohne Ausnahme hatten den schwarzen Punkt beschrieben – seine Position in der Mitte des Blattes, seine Lage im Raum, sein Größenverhältnis zum Papier etc.*
> *Nun lächelte der Professor und sagte: »Ich wollte Ihnen eine Aufgabe zum Nachdenken geben. Niemand hat etwas über den weißen Teil des Papiers geschrieben. Jeder konzentrierte sich auf den schwarzen Punkt – und das Gleiche geschieht in unserem Leben. Wir haben ein weißes Papier erhalten, um es zu nutzen und zu genießen, aber wir konzentrieren uns immer auf die dunklen Flecken.*

Unser Leben ist ein Geschenk, das wir mit Liebe und Sorgfalt hüten sollten, und es gibt eigentlich immer einen Grund zum Feiern – die Natur erneuert sich jeden Tag, unsere Freunde, unsere Familie, die Arbeit, die uns eine Existenz bietet, die Wunder, die wir jeden Tag sehen …

Doch wir sind oft nur auf die dunklen Flecken konzentriert – die gesundheitlichen Probleme, den Mangel an Geld, die komplizierte Beziehung mit einem Familienmitglied, die Enttäuschung mit einem Freund usw.

Die dunklen Flecken sind vielfach sehr klein im Vergleich zu allem, was wir in unserem Leben haben, aber sie sind diejenigen, die unseren Geist beschäftigen und trüben.

Nehmen Sie die schwarzen Punkte wahr, doch richten Sie Ihre Aufmerksamkeit mehr auf das gesamte weiße Papier und damit auf die Möglichkeiten und glücklichen Momente in Ihrem Leben und teilen Sie diese mit anderen Menschen!«

Perlen des Alltags suchen – das sollte man auch mal machen …

Eine gute Bekannte, die jahrelang ihren kranken Mann hingebungsvoll gepflegt hat, berichtete mir, dass sie ebenfalls schöne Dinge ihres Alltags in einem Buch aufschreiben würde, und sie sagte, das habe ihr **nachhaltig** geholfen.

Die VHS-Kassette, auf der ja meine Feier damals aufgezeichnet wurde, ist technisch überholt. Ich dachte, es wäre schade, wenn die Idee der Perlensuche im Alltag nur deshalb nicht mehr weiterverbreitet werden kann, weil sich die Abspielmöglichkeit verändert hat. So begann ich im Januar 2009 mit einer Neuauflage meines Tagebuches, das ich auch heute noch täglich ergänze. 2011 schrieb ein Reporter einen Bericht darüber für die lokale Zeitung. Der Titel lautete: »Auf Regen folgt Sonnenschein«. Die Reaktion der Leser kam mir bekannt vor: »Das sollte man auch mal machen.«

Gut, ich dachte an die Arosa-Freizeitgruppe und

an das Feuerwerk. Ich kam zu dem Entschluss: »Wer es mal ausprobieren möchte, den will ich mit einem konkreten Anreiz dazu ermutigen.« Ich suchte mir im Welzheimer Wald, wo ich zu Hause bin, drei Sponsoren und lud Interessenten ein, an einer Verlosung teilzunehmen. Bedingung war, im folgenden Jahr vom 1. Januar bis zum 30. Juni jeden Tag etwas aufzuschreiben, für das man dankbar war und mir dies bis zu einem bestimmten Tag mitzuteilen. Es war nicht erforderlich, jeden Tag einen neuen Grund zu finden, Wiederholungen waren kein Problem.

Insgesamt fünf Leute machten mit und hielten das halbe Jahr durch. Die Kinder einer befreundeten Familie waren ebenfalls mit Elan dabei. Nur stürzte der PC des Vaters ab, die Daten gingen verloren. Ein Trostpreis trocknete die Tränen.

Als 1. Preis winkte eine Übernachtung im schön gelegenen Naturpark Hotel Ebnisee für zwei Personen.

Als Rahmenprogramm war ein Candle-Light-Dinner am Abend, ein gutes Frühstück am nächsten Morgen sowie eine Bootsfahrt vorgesehen.

Den Preis gewann ein Ehepaar, das in unserer Nähe wohnt. Auch ihr Sohn hatte mitgemacht, was mich sehr gefreut hat.

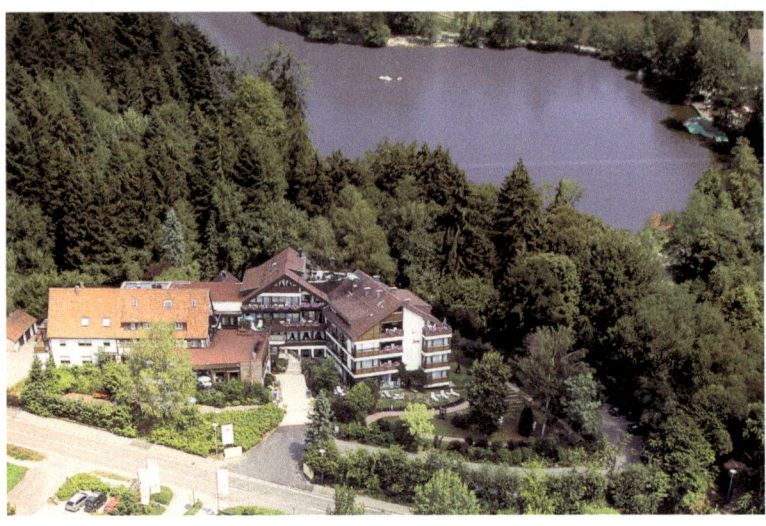

Der Gewinner des 2. Preises erhielt eine Fahrt für zwei Personen mit der Schwäbischen Waldbahn.
Sie ist eine der steilsten und schönsten Bahnstrecken Baden-Württembergs, steiler als die Geislinger Steige. Von Schorndorf kommend führt die insgesamt circa 22 km lange Strecke über Rudersberg (279 Meter ü. NN) auf circa 12 km durch schluchtenreiches Gelände hinauf nach Welzheim (503 Meter ü. NN). Ab hier bringt Sie der Waldbus von Mai bis Oktober zu weiteren interessanten Zielen im Schwäbischen Wald.

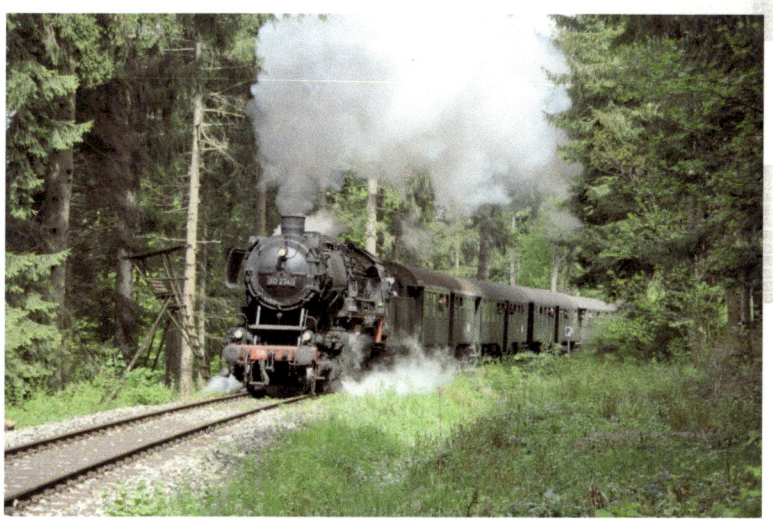

**Der 3. Preis war ein Buchgutschein von der Limes-
buchhandlung in Welzheim,**
über die auch dieses Buch bezogen werden kann.*

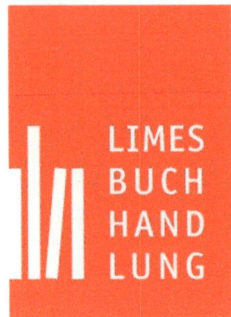 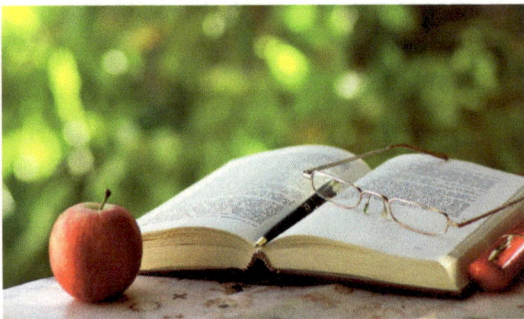

**Ganz herzlichen Dank den Sponsoren für die
freundliche Unterstützung der Verlosung!**

* Wenn Sie Interesse an dem Buch haben, können
Sie auch gerne in Ihrer örtlichen Buchhandlung danach fragen.

Perlen des Alltags finden – das kann jeder

Schöne Dinge aufschreiben, die das Leben bereichern, kann eigentlich jede und jeder. Der Schüler, der eine hilfreiche Website im Internet findet und sich den Link vermerkt. Studierende profitieren davon, wenn sie sich den besseren Lernzeitpunkt notieren: »Samstagabend vor der Sportschau bekam ich nichts mehr in den Kopf. Als ich die Aufgaben am Montag nach einer Runde Joggen ansah, klappte es viel besser.« Und da ist die alleinerziehende Mutter, die sich über ein neues Rezept freut, das gut zu kochen ist, über einen Anruf ihrer Freundin oder über den leckeren Salatteller mit frischen Gurken aus dem Garten am Abend. Da ist der Mann, der an Depressionen leidet, der sich den Lichtblick notiert, den er heute erleben konnte, oder dass seine Frau treu zu ihm hält. Und da ist die alleinstehende Seniorin, die noch zu Hause in ihrer eigenen Wohnung leben kann. Sie kann sich einen Bleistift nehmen und auf der Rückseite einer bezahlten Rechnung vermerken, dass das kleine Mädchen von nebenan einen selbst gepflückten Blumenstrauß vorbeigebracht und eine andere Nachbarin sie mit einem leckeren Stück Kuchen überrascht hat, der im Übrigen ihr Lieblingskuchen ist.

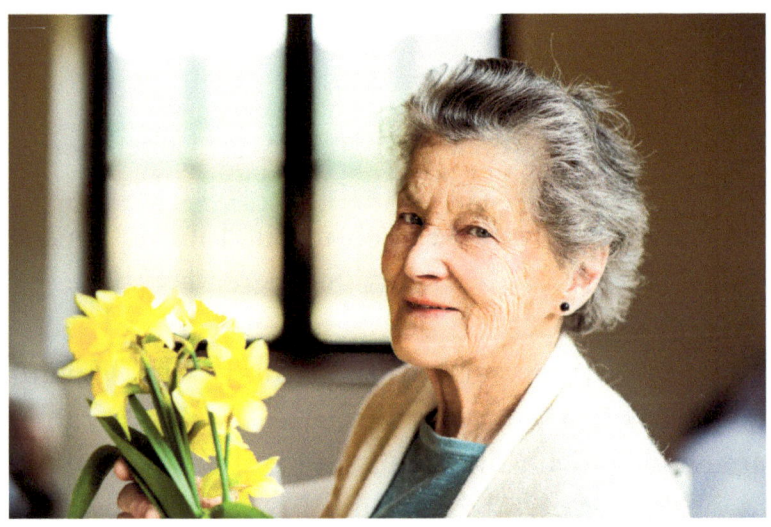

Wenn sie diese schönen Begebenheiten auf ein Blatt aufgeschrieben hat, kann sie das von Zeit zu Zeit nachlesen und sich darüber freuen. Hätte sie das Erlebnis nicht festgehalten, würde sie vielleicht wie viele andere Menschen darunter leiden, »dass niemand sie anruft und sich niemand um sie kümmert« – weil sie es vergessen hat.

So kann die Methode mit ganz einfachen Mitteln die Lebensqualität und Zufriedenheit Jüngerer und Älterer steigern.

Die genannten Beispiele sind zwar einzelnen Personengruppen zugeordnet, aber natürlich können alle aufschreiben, dass sie sich zum Beispiel über das Morgenrot gefreut haben oder über die schöne Musik im Radio.

Wir müssen selbstverständlich auch nicht jeden Tag etwas aufschreiben, aber wer es regelmäßig macht, hat auf jeden Fall einen Gewinn davon.

Perlen des Alltags – wo können wir sie finden?

Hier einige Beispiele

Es ist schwierig, alles aufzuzählen. Wie schon erwähnt, führe ich mein Tagebuch regelmäßig weiter. Es macht mir Freude, nach den Perlen des Alltags zu suchen, sie zu heben und aufzubewahren. Ich bin darauf bedacht, täglich mindestens einen neuen Grund zu finden, den ich bislang noch nicht in meiner Sammlung habe. So ist schon ein großer Schatz zusammengekommen. Ich schreibe mir Dinge auf, über die ich mich gefreut habe, und außerdem Dinge, für die ich dankbar sein kann. Kommt mein Bus nicht, freut mich das natürlich nicht, ich bin jedoch dankbar für das Erlebnis, weil ich dann die nächsten Tage positiv registriere, dass die Verbindung klappt.

Was habe ich mir schon notiert, was kann ich notieren, was kann eine Anregung für Sie sein?

- Ich schreibe mir Begebenheiten auf, bei denen ich mich mit anderen mitgefreut habe, zum Beispiel als der Sohn der Nachbarn den Führerschein bestanden hat
- Gute Tipps und praktische Tricks, über die ich mich gefreut habe. Diese kann ich dann selbst anwenden; beispielsweise den Trick, mit dem ich Wespen fernhalten kann: 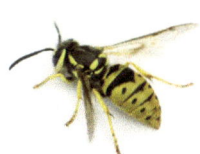 Man legt 10-15 Kupfermünzen (also 1- bis 5-Cent-Münzen) neben sich auf den Tisch, wenn die Sonne scheint. Diese erwärmt die Münzen. Den Geruch mögen die Wespen nicht und sie suchen das Weite.
- Ich versuche, Details festzuhalten, indem ich zum Beispiel statt »Danke für das schöne Geburtstagsgeschenk« aufschreibe: »Danke für den Thermalbadgutschein«.
- PC-Hilfen: Ich habe festgestellt, dass »Fenster teilen« eine komfortable Möglichkeit ist, Daten in große Tabellen einzugeben.
- Gute Internetadressen
- Ein weiser Spruch
- Ein Mut machendes Bibelzitat
- Ein hilfreicher Impuls aus dem Andachtsbuch
- Gute Nachrichten in der Zeitung oder im Radio: – »Wie durch ein Wunder wurde niemand verletzt.«

- Ein netter Witz.
- Meine Smartphone-App – »Wenn ich die jetzt nicht hätte, wäre es nicht so praktisch.«
- YouTube-Filme im Internet können manche Eindrücke nach Hause holen. So schaue ich mir zum Beispiel im Internet einen Film von einem Helikopterrundflug an und kann so die Ausblicke miterleben. Hier habe ich sogar eine Schönwettergarantie, die ich bei einem gebuchten Rundflug nicht ohne Weiteres hätte.
- Über Hobbys
- Über die Möglichkeiten der digitalen Fotografie
- Über meine Stärken – ich sehe sie als Geschenk von Gott an.
- Für das, was mir gut von der Hand geht
- Für gute Gesetze
- Für das, was in der Politik und Wirtschaft *gut* läuft. Sehr oft hat man nur das im Blick, was aus seiner Sicht nicht gut läuft.
- Guter Kundenservice. Einmal schrieb ich an die Amtsleitung im Landratsamt ein Dienstaufsichts*lob*, nachdem ich supergut und freundlich bedient wurde, obwohl es freitags schon nach 12 Uhr war – am Morgen war bei mir etwas dazwischengekommen, sodass ich meine Angelegenheit nicht früher erledigen konnte.
- Konstruktive (helfende) Kritik
- Wenn etwas schiefgelaufen ist, kann ich für das

nächste Mal lernen, was ich besser machen kann.

- Hilfreich ist auch die »Reset«-Taste an technischen Geräten – ich kann noch einmal neu starten, wenn ich nicht weiterkomme.
- Es gibt 3-D-Drucker, mit denen wir heute eine Vielzahl benötigter Teile herstellen können.
- Wenn ich von Überschwemmungen höre, kann ich mir bewusst machen, dass ich nicht in einem gefährdeten Gebiet wohne.
- Dank für Dienste der Polizei, der Feuerwehr und des Roten Kreuzes sowie die Möglichkeiten der Telefonseelsorge
- Ein Dank auch für verschiedene Selbsthilfegruppen, die es gibt.
- Der Handwerker kam pünktlich.
- Die Rechnung hätte höher ausfallen können.
- Dass meine Tageszeitung so gut wie immer frühmorgens im Briefkasten ist. Hin und wieder begleite ich meine Schwester, die diesen Beruf schon seit einigen Jahren bei gutem Wetter, aber auch bei Eis und Schnee, bei Sturm und Regen ausübt. Und das meist ohne Schirm.
- Für die Möglichkeiten des öffentlichen Nahverkehrs, die ich habe, und wie ich die Zeit unterwegs nutzen kann
- Erlebnisse mit dem Auto
- Für die große Brot- und Brötchenauswahl in der Bäckerei

- Ich habe Diabetes. Eine Packung Gummibärchen wie früher ist heute nicht mehr drin. Ich versuche, gesündere Sachen zu essen und bewusst auf den Geschmack zu achten.
- Ich darf nicht alles essen, habe aber dennoch eine große Auswahl an Nahrungsmitteln, vor allem wenn ich bedenke, dass andere mit einer Schale Reis am Tag auskommen müssen.
- Ich habe auch schon so manches Gericht essen gelernt. Ich habe mir überlegt, dass diese oder jene Zutat anderen sehr gut schmeckt. Und ich habe mich gefragt, warum. Und dann habe ich versucht, es nachzuempfinden, was teilweise geklappt hat, bei Essiggurken allerdings nicht.
- Für gute Gewürze
- Und auch ein Negativerlebnis kann einen positiven Eintrag auslösen, der Presslufthammer im Hof, wenn ich im Gartencafé sitze zum Beispiel: »Wie oft isch es hier schön heimelig.«
- Auf den Höhen rund um Alfdorf und Welzheim gibt es viele interessante Wanderwege und gute Luft. Auch der Mühlenwanderweg ist recht abwechslungsreich. Die Mühlen sind teilweise noch in Betrieb.
- Hier ist es nebelarm.

Die Liste ließe sich beliebig erweitern.

Die Perlen des Alltags am Nachthimmel erkennen

An einem klaren Winterabend sehen wir von einem dunklen Ort aus, zum Beispiel auf einem Feld, viele Sterne, wenn wir nach oben schauen. Bleiben wir eine Zeit lang ruhig stehen, sehen wir mehr davon. Wir müssen allerdings bereit dazu sein. Durch das Streben nach hellerem Licht in unserer Umgebung sehen wir den Glanz am Himmel nicht. Die Sterne, die wir in den ersten Minuten nicht sehen, sind dennoch da. Wir nehmen sie nur nicht wahr. So hat auch unser (Ehe-)Partner bzw. unsere (Ehe-)Partnerin Perlen, die wir vielleicht noch nicht kennen oder die wir schon länger nicht mehr wahrnehmen.

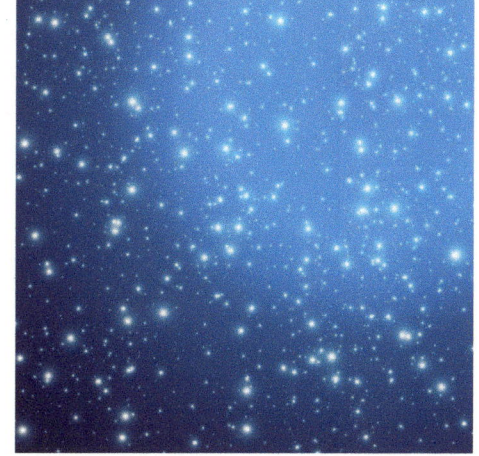

Oder vielleicht entdecken wir in der Schule oder im Beruf, in der Familie oder in der Nachbarschaft Gutes, das wir bisher nicht im Blick hatten.

Die Perlen des Alltags in den eigenen Grenzen sehen

Weite Reisen sind bei manchen Lesern zum Beispiel aus gesundheitlichen Gründen nicht mehr drin. Aber es gibt auch viele schöne Tages- oder Wochenendtouren. Ich selbst darf vom Arzt aus nicht mehr auf hohe Berge steigen. Nun kann ich Trübsal darüber blasen oder nach Perlen suchen.

Wenn die berufliche Karriereleiter zu Ende ist, können wir innehalten und uns überlegen, welche Möglichkeiten sich stattdessen eröffnen. Wir haben vielleicht so wieder mehr Zeit für die Familie. Wenn wir nicht (mehr) so viel Verantwortung haben, können wir nachts unter Umständen besser schlafen.

Wir brauchen auch dies oder jenes nicht mehr zu können. Meine Schwiegermutter sagte immer wieder: »Annehmen, so wie es ist.«

Wenn unser Leben eingegrenzt wird, ist das schmerzlich.

Wenn ein Mensch stirbt, ist dies in aller Regel ein großer Verlust. Das sollen und brauchen wir nicht verleugnen. Wir dürfen uns für die Trauerphase ausreichend Zeit nehmen. Und da ist dann das Glas nicht mehr halb voll, sondern halb leer.

Oder noch leerer. Das müssen wir aushalten. Aber wir sollten nicht da stehen bleiben, sondern irgendwann weitergehen. So wie das Leben auch weitergeht. Auch wenn es kleine Schritte sind. Oft ist dies nicht leicht, kann aber neue Perlen aufzeigen, es können sich neue Möglichkeiten aus der Situation heraus auftun. Doch wenn ich mich dagegen sträube, mache ich mir das Leben schwer.

Perlen finden durch Perlen finden

- Wir bekommen Übung in dem, was wir ständig machen. Wenn wir häufig trainieren, werden unsere Muskeln größer.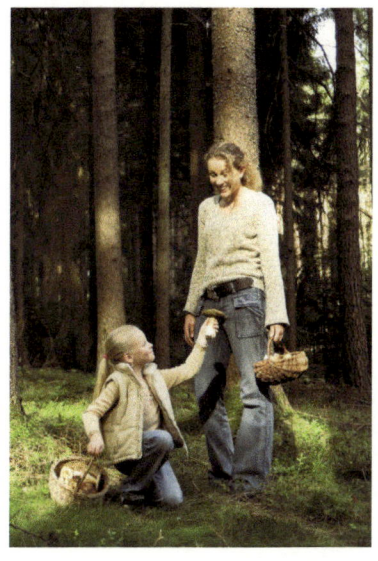
Wenn wir mehr Schätze im Alltag suchen, werden unsere Sinne geschärft und wir finden mehr. Wenn wir zum Beispiel unser Augenmerk auf das bewusste

Schmecken der Speisen richten, bildet sich unser Geschmackssinn aus und wir erhalten mehr Geschmackserlebnisse.

- Wenn wir mehr Perlen im Alltag finden, macht uns das, wie ich denke, auch ausgeglichener, was wiederum positive Auswirkungen auf unsere Mitmenschen und die Umwelt haben kann, zum Beispiel im Beruf auf das Arbeitsklima. Ein gutes Arbeitsklima aktiviert mehr das Freundliche im Kollegen oder der Kollegin, was allen guttut. Andersherum entstehen durch ständiges Nörgeln Abschottungstendenzen und jeder ist froh, wenn der andere einem nicht begegnet, bzw. wenn der Arbeitstag zu Ende ist.

Perlen des Alltags – sie haben sie gefunden

Im Rahmen des Buchprojektes habe ich verschiedene Freiwillige gesucht und sie gebeten, drei Wochen lang möglichst täglich einen Grund zur Dankbarkeit aufzuschreiben. Zum Teil gab es durchaus nachvollziehbare Gründe, warum jemand nicht mitmachen wollte. Teilweise lag es daran, dass jemand seinen Namen oder sein Bild nicht im Buch bekanntgeben wollte. Dem bin ich nachgekommen und habe zum Teil Namen abgeändert bzw. fiktive Bilder gewählt. Ebenfalls sind die Geschlechter teilweise vertauscht, wenn es um Patienten geht, über die berichtet wird.

Andere sagten mir, sie hätten gerade sehr viel zu tun und könnten deshalb am Projekt nicht teilnehmen. Auch das konnte ich nachvollziehen. So ist der Alltag eben – und das Buch soll ja vom Alltag sprechen und auch Impulse für den Alltag geben.

Abends lassen die meisten von uns den Tag vor dem inneren Auge noch einmal vorüberziehen. Uns kommen Situationen in den Sinn, die gut waren, und auch Dinge, die nicht so gut waren. Wenn wir auf ein Blatt Papier dann etwas Gutes schreiben, ist das schon die halbe Miete. Ich persönlich habe den Vorteil, dass ich täglich über eine Stunde mit öffentlichen Verkehrsmittel unterwegs bin (wenn der Bus kommt …). So kann ich meinen Terminkalender aufschlagen und eintragen, was ich mir vom gestrigen Tag merken möchte. Von Zeit zu Zeit übertrage ich das in meinen Computer.

Lehnen Sie sich nun zurück und folgen Sie mit mir den Notizen der Menschen, die sich an dem Projekt beteiligt haben. Ausgewählte Gründe zur Dankbarkeit sollen einen kleinen Einblick geben. Vielleicht ist die eine oder andere Anregung für Sie dabei?

Der Bürgermeister in Alfdorf: Herr Segan

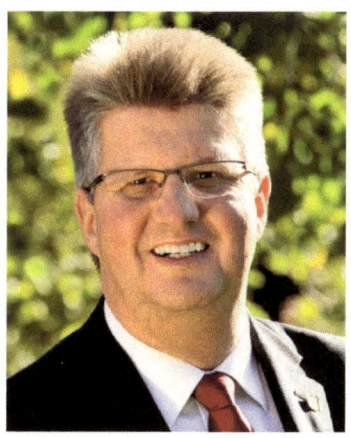

- Ich erfreue mich an der Aufgabe, diese Gemeinde als Bürgermeister begleiten zu dürfen. Das Rathaus liegt in einem schönen Park.
- Das landschaftlich abwechslungsreiche Gemeindegebiet (Höhenlage von 308 bis 560 m über NN) im Naturpark Schwäbisch-Fränkischer Wald – mit schönen Aussichtspunkten auf die Dreikaiserberge und zur Schwäbischen Alb, die Täler mit den vielen Wassermühlen und die ausgedehnten Wälder – lädt zum Wandern und zur Erholung sowie eine gepflegte Gastronomie zum Verweilen ein. Ich bin dankbar, dass es hier in der Region viel zu erleben gibt. Näheres kön-

nen Sie gerne auf unserer Internetseite www.alf-dorf.de einsehen.

- Ich war bei einer 90-jährigen Jubilarin in der Seniorenresidenz. Sie hat sich sehr gefreut, als ich ihr einen Blumenstrauß überreicht habe.
- Die E-Mails im Computer und die Termine sind übersichtlich angeordnet, sodass ich alles Wichtige im Blick habe. Ich habe eine gute Sekretärin, die eine große Unterstützung für mich ist.
- Das Jugendrotkreuz im Ort ist zurzeit gut besetzt. Schön, dass sich immer wieder Kinder und Jugendliche dazu bereit erklären, ehrenamtlich dabei zu sein.
- Im Gemeinderat sind wir nach hartem Ringen zu einer guten Lösung in einer bestimmten Sache gekommen.

*

Das Tageskind meiner Frau: Noa

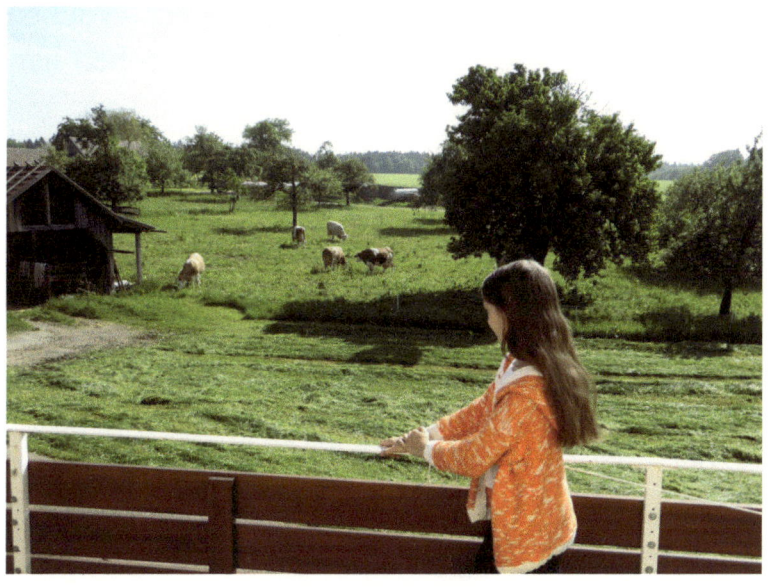

- Das Klavierkonzert hat geklappt.
- Das Federballspielen mit Mama
- Dass Doris mir im Auto zugehört hat, als ich ihr etwas vorgelesen habe.
- Ich durfte Oma beim Holzschichten helfen.
- Es gab mein Lieblingsgericht: Spaghetti mit Tomatensoße.

Die Lehrerin

- Ein Schüler, der erst seit wenigen Wochen Deutsch lernt und bisher kaum gesprochen hat, hat mir ausführlich erzählt, was er am vorigen Nachmittag gemacht hat.
- Eine Mutter hat mir stolz erzählt, wie gut ihre Tochter bei ihrem Hauptschulabschluss abschneiden wird und dass wir vor einigen Jahren gemeinsam gute Entscheidungen getroffen haben, als die Tochter Schwierigkeiten mit und in der Schule hatte.
- Ich bin von fünf Schülern auf dem Weg vom Auto zum Lehrerzimmer freudig begrüßt worden.
- Durch Umbaumaßnahmen ist der Fachraum nicht nutzbar. Dank der Schülerinnen und Schüler ist das Material schnell zusammengetragen und aufgebaut.
- Ein Kollege, den ich nur um die Videokamera bitte, um einen Auftritt aufzuzeichnen, sagt mir, dass er und ein anderer Kollege sich diesen Termin notiert und freigehalten haben, damit sie die gesamte Vorstellung technisch unterstützen können. Sie übernehmen die Mikrofone, die Beleuchtung ... super!

Der gute Freund und Hausmeister: Achim

- Danke, dass der Handwerker noch gekommen ist und ein Angebot zum Streichen der Wohnung abgegeben hat.
- Danke, dass ich die Kraft zum Rasenmähen hatte.
- Danke, dass ich das passende Werkzeug im Auto hatte.
- Danke, dass ich Vivien helfen konnte, dass ihr Auto wieder fährt.
- Danke für die Gemeinschaft im Seniorenwohnhaus bei Kaffee und Kuchen.

*

Das Ehepaar: Martin und Margarete

- Wir dürfen als Ehepaar unterwegs sein, trotz trüber Wetterlage lindgrüne Schattierungen in der vorbeifahrenden Landschaft bestaunen.
- Wir hören bei einem Ausflug eine CD von einer MS-kranken Bekannten: »Grenzenlos!« Sie hat die Gabe, zu singen und Musik zu machen. Wir werden neu dankbar, dass wir ohne Einschränkungen ins Auto steigen können und spazieren laufen ohne Rollator oder Rollstuhl.

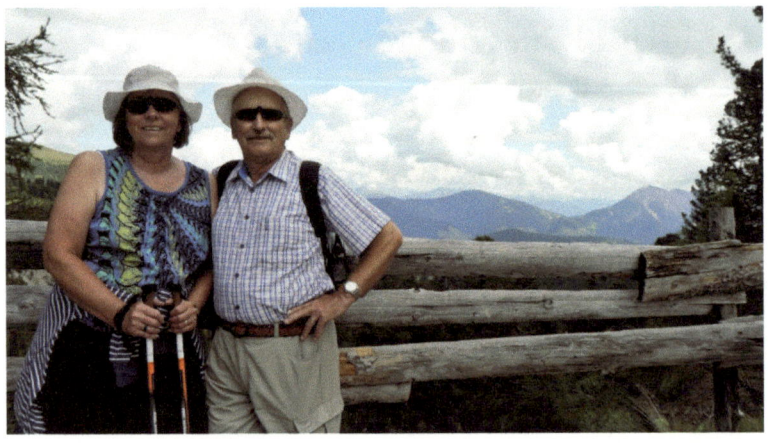

- Wir haben heute im Urlaub, als Ehepaar, verschiedene Programme und tauschen uns am Abend auf dem Bänkle am Teich (für die Nichtschwaben: eine kleine Bank) dankbar für unseren so erfüllt erlebten Tag aus.

- Dankbar, dass wir unsere Räder auf den Fahrradständer packen können und dass es für meinen Mann kein Problem ist, sie sicher zu verladen und zu transportieren. Ich konnte mich um Getränke und Vesper für den Ausflug kümmern. Die zu fahrende Radstrecke war herrlich und gut zu bewältigen.
- Leider ist der edelste Bierkrug zerbrochen, aber ich bin dankbar, dass ich mich noch bücken und die Scherben zusammenkehren kann. Der Verlust schmerzt, aber er lehrt uns, auf Vergängliches nicht so großen Wert zu legen.
- Zu Hause packen wir wieder fröhlich die Arbeit an. Meinem Mann macht es Freude, das Gras zu mähen und im Weinberg zu arbeiten. Ich kann ihm mit einem diesmal gelungenen Rhabarberkuchen eine Freude machen.
- Im Gemeindehaus bleiben manchmal Schirme nach den Veranstaltungen zurück. Heute Abend vergisst keiner seinen Schirm – Gott hat ein starke Erinnerung gesandt: Es schüttet!

Ein Mensch mit einer Behinderung: Thomas

- Ich bin in einer Lebens- und Arbeitsgemeinschaft tätig, das macht mir Freude. Die Mitarbeiter dort sind offen für mich und meine Anliegen.
- Ich freue mich, dass im nächsten Jahr wieder ein Musical aufgeführt wird, die Proben dafür machen Spaß.
- Ich gehe sonntags gerne in die Kirche. Das tut mir gut.
- Ich habe eine gute Baß-Stimme. Damit kann ich beim gemeinsamen Singen den Gottesdienst bereichern.

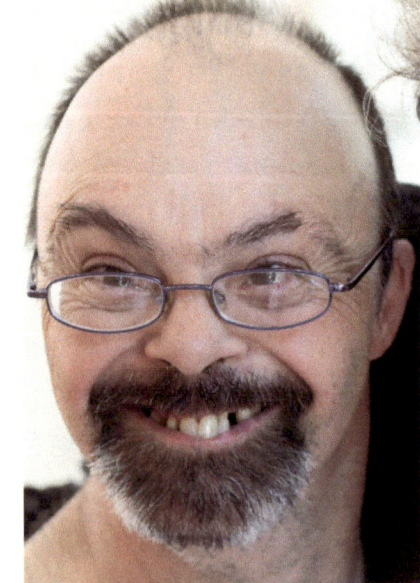

Ein ausländischer Mitbürger: Jaeseon

- Ich danke Gott dafür, dass ich mit guten Kollegen arbeiten darf.
- Ich habe einen deutschen Freund. Er heißt Lukas. Er hat mich besucht und wir waren schwimmen.
- Ich bin dankbar, dass es in Stuttgart eine koreanische Gemeinde gibt.
- Ich bin dankbar, dass ich gewusst habe, wenn ich etwas nicht machen kann, dass ich »Nein« sagen muss.
- Ich habe dem Bekannten geholfen. Er hatte ein Problem wegen einer Kündigung.
- Ich bin dankbar für das, was ich am Abend unternehmen kann: Eis essen, spazieren gehen …

Der Mann aus dem Unternehmensbereich: Herr Schmiedbauer

Er ist im Ruhestand, jedoch noch stundenweise im Familienunternehmen tätig.

- Bei mir als Senior verhalten sich unsere Mitarbeiter sehr hilfsbereit.
- In der Werkstatt kann ich noch manche Hilfestellung leisten.
- Dass ich bei Schwierigkeiten im Beruf Ruhe bewahren durfte.
- Dass ein Kunde trotz Ärger befriedigt das Geschäft verlassen hat.
- Dass ich jeden Tag nicht nur die Arbeitslage sehe, sondern auch Freude haben darf.
- Heute ist Sonntag, Ruhetag.

Die Frau in der Krankheitsphase: Meine Mutter

- Dass ich jeden Tag Schmerzmittel habe, die mir helfen, die Schmerzen zu ertragen, DANKE!
- Dass die Kinder im August in den Urlaub konnten. Ich hatte die Kraft, alleine zu bleiben. Die Diakoniestation kam. Konnte nur danke sagen, danke.
- Wieder Krankenhaus, wieder OP. Der Herr hat mich getragen. Und wenn es nur kleine Dinge waren, die mich stärkten: Post mit guten Worten, Anrufe. Ich durfte erfahren, Gott war bei mir. Danke.
- Durch die dritte OP durfte ich dann doch schmerzfreier werden. Kein Bücken, kein Drehen, nichts Schweres tragen. Der Alltag war geprägt vom Aufpassen, Aufpassen und nochmals Aufpassen.
- In der Reha im Christophsbad in Göppingen war ich gut aufgehoben und versorgt, ich wurde vorbereitet für den Alltag zu Hause.
- Der Therapeut zeigte mir, wie ich ins Auto ein- und aussteigen muss. Autofahren – ich hätte nicht gedacht, dass das noch wird. Aber Gott weiß, was ich brauche, danke.

Der Arzt

- Eine Krebsdiagnose bestätigte sich glücklicherweise nach intensiver Diagnostik über mehrere Wochen nicht. Der Patient und ich sind sehr glücklich darüber. Alle atmen auf.
- Eine Computeraktualisierung, auf die ich keinen Einfluss hatte, mit darauffolgendem Absturz des Rechners morgens um sieben bei vollem Wartezimmer sprengt die Terminplanung. Heutzutage ist man voll auf die EDV angewiesen. Die Patienten erhalten dann handschriftlich die Rezepte wie früher. Nach sechs Stunden Einsatz des Experten kann das System glücklicherweise wiederhergestellt werden und alles läuft wie gewohnt weiter.
- Nach mehreren Monaten ist bei einer Patientin eine schwer heilende Wunde am Fuß endlich verheilt. Die Anstrengung hat sich gelohnt.
- Heute hatte ich für jeden Patienten genug Zeit und es kamen keine Notfälle dazwischen. Es ist schön, wenn einmal alles nach Plan läuft.
- Die frische Brezel eines dankbaren Patienten schmeckt einfach am besten.

Die Mitarbeiterin im Pflegedienst: Schwester Heike

- Ich habe eine Patientin, die zurzeit in der Kurzzeitpflege ist, dort besucht. Sie hat sich so sehr gefreut und mich ganz herzlich in den Arm genommen.
- Ein Ehepaar, beide über 90 Jahre, hat vor Kurzem durch einen tragischen Unfall ihren Sohn verloren, sie sind beide seit Kindesbeinen an Christen. Sie werden durch ihren Glauben so getragen, dass sie diesen Schicksalsschlag tragen können.
- Ich habe bei einem Außeneinsatz einen taubstummen Mann wiedergetroffen, kannte ihn schon von einem vorherigen Termin. Mittlerweile lebt er bei seiner Schwester, weil er nicht mehr so kann. Es ist beeindruckend, welche Lebensfreude dieser Mann an andere weitergibt, sein Strahlen empfängt dich schon, wenn du die Türe öffnest. Er ist total glücklich trotz des einfachen Lebens.
- Eine Patientin schaut aus dem Fenster, sieht die Erstklässler, die heute erstmals zur Schule gehen. »Hoffentlich werden alle behütet und kommen gut wieder heim«, sagt sie. Das Mitgefühl für die Kinder und Eltern hat mich sehr bewegt.

- Als ich weggehe, streicht mir eine Patientin über meine Haare, ich frage: »Bin ich nicht gut gekämmt?« Sie antwortet: »Doch, nur so zum Abschied.« Berührungen sagen manchmal mehr als Worte.

*

Der Mann in der Trauerphase

- Ich war heute auf dem Friedhof, um das Grab von Marianne zu richten. Danke, dass meine Schwägerin geholfen hat, es ist sehr schön geworden. Es ist schwer, einen lieben, guten und tüchtigen Menschen zu verlieren. Bin sehr dankbar, dass wir 54 Jahre beieinander sein durften.
- Heute las ich wieder die Trauerkarte vom Bürgermeister. Freue mich immer wieder, dass er an mich gedacht hat.
- Die größte Kraft im Leben ist der Dank.
- Darauf will ich mich im Alltag immer wieder besinnen. Wer dankt, kommt eher von sich weg, ist nicht in sich verbohrt. Das ist eine große Hilfe.
- Heute Morgen begegnete mir eine Frau auf dem Friedhof. Sie hat in Mariannes Geschäft immer eingekauft und ließ sich gerne von ihr bedienen. 60 Jahre ist es her, das sind doch schöne Erinnerungen.
- Wieder eine Begegnung auf dem Friedhof. Ein Gespräch mit einer Frau, das mir sehr zu denken gab. Wir sahen ein Grab, das nicht schön gepflegt war. Die Frau erzählte, der Mann hätte viele Häuser gehabt, kam aber auf die schiefe

Bahn und hat alles verloren. Es gibt nun nicht einmal jemanden, der sein Grab pflegt. Ich fragte mich ernstlich, was gewesen wäre, wenn Marianne und ich nur auf unsere Dinge und nicht auch auf bleibende Werte gesetzt hätten. Wir wären die Ärmsten unter den Kreaturen.

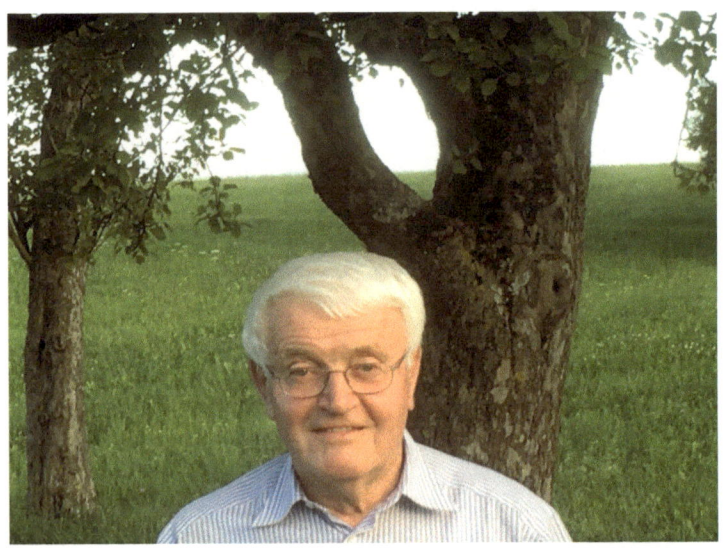

Da wird es hell in unserem Leben, wo wir für das Kleinste dankbar werden.

Friedrich von Bodelschwingh

Die Perlen des Alltags heben – »Tun Sie es.«

Schreiben Sie sich Dinge auf, probieren Sie es. Sie können einen Terminkalender zur Hand nehmen oder auch etwas ins Smartphone eingeben.

Ein Kollege berichtete einer Kollegin, dass er Probleme am Bein hätte, und sagte: »Wenn es die nächste Woche nicht besser ist, gehe ich mal beim Arzt vorbei, der hat ein gutes Mittel dagegen.« Daraufhin meinte die Kollegin: »Vorbeischauen alleine hilft nichts, du musst schon reingehen.«

Setzen Sie sich einen bestimmten Zeitpunkt, an dem Sie starten, und überprüfen Sie die Umsetzung einen Monat später.

Die Anregungen, wie ich mein DankTagebuch führe, sind sicherlich für manche hilfreich, aber es gibt viele unterschiedliche Charaktere. Jede und jeder muss seine eigene Form finden, eine, die stimmig ist. Auf jeden Fall finde ich es hilfreich, das Heben der Perlen in den eigenen Alltag einzubauen.

Die 5 x 2-Methode ist leicht umsetzbar

Es ist eine Methode, die folgenderweise funktioniert: Man schreibt im Jahr *2 mal 2 Wochen* lang Dinge auf, über die man sich gefreut hat, und versucht nächstes Jahr, das *2 mal 2 Monate* lang zu tun. Nach diesem Zeitraum kann man überprüfen, ob das längerfristige Führen des Tagebuchs etwas für einen ist oder nicht. Die ersten beiden Testwochen kann man zum Beispiel auch *zu zweit* machen, damit haben wir dann den 5. Baustein in der Methode.

Falls es je mit der Zeit mal einschläft, ist es wie bei meinem Tagesschau-Schläfchen, wo mich nach dem Wetter meine Frau weckt. Danach geht es problemlos weiter. Wir können diese kleine Aufgabe jederzeit wieder aufnehmen.

Der Beginn könnte natürlich auch am 1. Januar sein. Und eines kann ich versprechen: Es ist leichter, als eine Diät einzuhalten.

Die Perlen des Alltags bewahren – womit ist das möglich?

Mit dem Thema Dankbarkeit übe ich selbst noch. Manchmal muss ich meine Einträge mehrere Tage nachtragen und lange überlegen. Alltag eben. Aber mit der Zeit fällt mir der positive Grund dann wieder ein. Ich gehe meinen Terminkalender durch, die empfangenen und gesendeten E-Mails, die Fotos auf dem Smartphone, bei denen ja auch das Datum vermerkt ist. Oder ich frage meine Frau, die jetzt auch schon seit fast zwei Jahren ihr eigenes DankTagebuch führt, welchen Eintrag sie an dem besagten Tag hat. Eine Hilfe kann auch der Blick in die Kontoauszüge sein. Hier können selbst Ausgaben ein Lächeln auf mein und ihr Gesicht zaubern: »Das war das neue Computerprogramm, das die schönen Schuhe und das die tolle Jacke …«

Perlen im Alltag – Ich darf schwach sein und habe einen Schirm

Mein DankTagebuch umfasst jetzt mehrere tausend Einträge. Ist das alles nur Zufall? Ich denke nicht.

Ich deute es, zumindest für mein Leben, als Fügung von Gott, zu dem ich Vater sagen darf. Bei ihm weiß ich mich angenommen mit meinen Stärken und Schwächen. Ich möchte ihm für seinen Segen danken. Er hat mir die Idee gegeben, ein Buch zu schreiben, und hat mir bei der Umsetzung geholfen.

Ebenso danken möchte ich meiner Frau für ihre Unterstützung des Projektes.

Danken möchte ich auch den Mitarbeiterinnen und Mitarbeitern des BoD-Verlages für die professionelle Begleitung und all denjenigen, die sonst in irgendeiner Weise zur Erstellung des Buches beigetragen haben.

Gott möchte ich mich auch weiter anvertrauen. Er liebt mich und hört mein Gebet, wenn auch manchmal anders, als ich es mir vorstelle, aber immer nach seinem guten Plan.

Viele Mitmenschen aus den unterschiedlichen Gesellschaftsschichten können dies ebenfalls aus ihrem Leben bezeugen.

Wenn Sie dazu Fragen haben, besuchen Sie doch einmal ganz unverbindlich einen Gottesdienst.

Was die Zukunft bringt, weiß ich nicht, aber ich weiß, Gott geht mit an sonnigen wie an Regentagen, bei ihm habe ich einen Schirm.

Wie erwähnt, so ist meine persönliche Ansicht. Man kann aber dazu durchaus eine andere Meinung haben. Auf jeden Fall möchte ich Mut machen, sich das Positive in irgendeiner Form zu merken.

Haben Sie Anmerkungen zu diesem Buch? Dann dürfen Sie mir diese gerne unter freude-21@web.de mitteilen, wofür ich mich im Voraus bedanke.

Das Bahnprojekt »Stuttgart 21« und das Dankprojekt im Vergleich – die Kosten und der Nutzen

Das Projekt »Stuttgart 21« sagt vielen Menschen etwas. Es ist das Bahnprojekt Stuttgart-Ulm. Es kostet viel Geld. Wie viel es bringen wird, wollen wir mal abwarten, es wird sich zeigen.

Was kosten im Vergleich zum Bahnprojekt eigene Aufzeichnungen – und was bringen sie?

Um die Erlebnisse eintragen zu können, wird nicht viel benötigt. Ein paar Euros genügen für einen Stift und beispielsweise einen Kalender. Man nehme also

- die Rückseite einer bezahlten Rechnung und einen Bleistift oder
- einen Terminkalender, den man zum Beispiel morgens in der S-Bahn ausfüllen kann oder
- ein Notizbuch
- oder ein Smartphone, das zum Beispiel beim Treppenlaufen als digitaler Notizblock dient (gut, manchmal reicht es vielleicht auch etwas später)
- oder eine Computerdatei.

Das ist leicht und sofort umsetzbar.

Der Nutzen der Aufzeichnungen

- Es kann einem viel Ermutigung und Lebensfreude geben, wenn man das Geschriebene von Zeit zu Zeit durchliest. Zum Beispiel an Silvester.
- In Krisen kann es einem helfen, zu sehen, dass man durch ähnliche Situationen schon durchgekommen ist und wer einem als Freund oder Freundin zur Seite stand.
- Es ist ein Nachschlagewerk für praktische Tipps und Lebensrat.

Wie auch immer, es ist eine einfache und geniale Idee, von dem Schönen, was einem begegnet und was man erlebt, länger zu zehren.

Wir haben einen Schirm im Alltag. Auch wenn die Sonne vielleicht manchmal nicht scheint und es regnet, haben wir dennoch manchen Grund, uns zu freuen. Und der Regen ist nicht mehr so schlimm.

Einfach   Genial

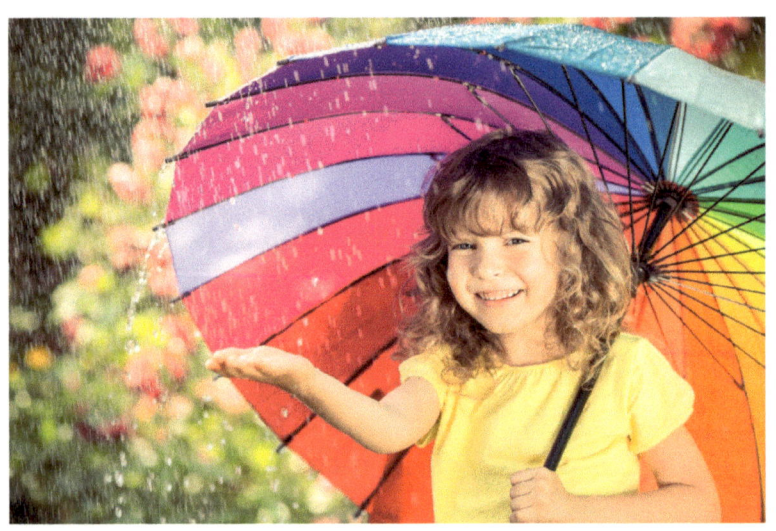

Anhang

Bildnachweis

Seite

Quellennachweis